BEI GRIN MACHT SICH IHR WISSEN BEZAHLT

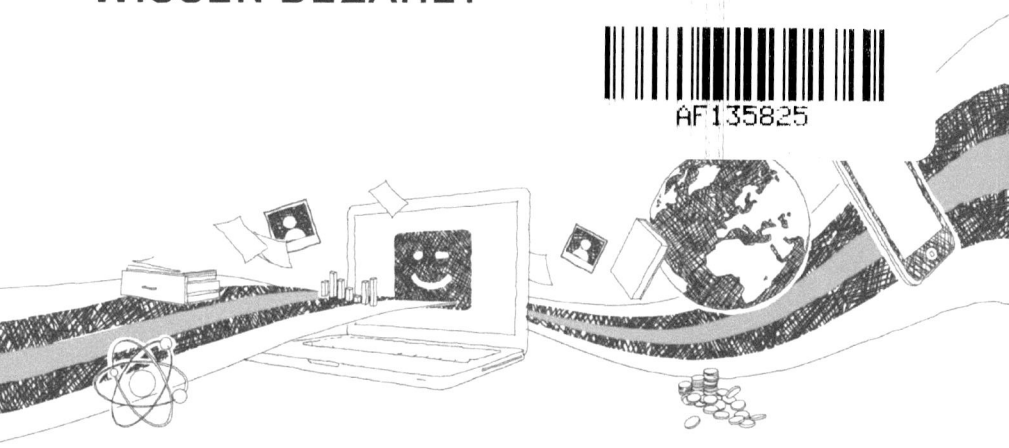

- Wir veröffentlichen Ihre Hausarbeit,
  Bachelor- und Masterarbeit

- Ihr eigenes eBook und Buch -
  weltweit in allen wichtigen Shops

- Verdienen Sie an jedem Verkauf

Jetzt bei www.GRIN.com hochladen
und kostenlos publizieren

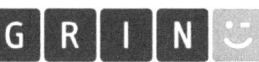

Bibliografische Information der Deutschen Nationalbibliothek:

Die Deutsche Bibliothek verzeichnet diese Publikation in der Deutschen National-bibliografie; detaillierte bibliografische Daten sind im Internet über http://dnb.d-nb.de/ abrufbar.

Impressum:

Copyright © 2020 GRIN Verlag
Druck und Bindung: Books on Demand GmbH, Norderstedt Germany
ISBN: 9783346239105

Dieses Buch bei GRIN:

https://www.grin.com/document/920615

Denise Sarstedt

Meningitiserreger im Rettungsdienst. Instrumente und Maßnahmen zum Infektionsschutz des Rettungsdienstpersonals

GRIN Verlag

GRIN - Your knowledge has value

Der GRIN Verlag publiziert seit 1998 wissenschaftliche Arbeiten von Studenten, Hochschullehrern und anderen Akademikern als eBook und gedrucktes Buch. Die Verlagswebsite www.grin.com ist die ideale Plattform zur Veröffentlichung von Hausarbeiten, Abschlussarbeiten, wissenschaftlichen Aufsätzen, Dissertationen und Fachbüchern.

Besuchen Sie uns im Internet:

http://www.grin.com/

http://www.facebook.com/grincom

http://www.twitter.com/grin_com

Fakultät für Wirtschaftswissenschaften

Hausarbeit

Meningitiserreger im Rettungsdienstalltag - Instrumente und
Maßnahmen zum Infektionsschutz des Rettungsdienstpersonals

Alternative Prüfungsleistung

in stationäre und ambulante Versorgung

der Hochschule Wismar

eingereicht von: Denise Sarstedt

Studiengang Management von Gesundheitseinrichtungen

Inhaltsverzeichnis

Abkürzungsverzeichnis

DRK	Deutsches Rotes Kreuz
FFP	Filtering Face Piece
MNS	Mund-Nasen-Schutz
N. meningitidis	Neisseria meningitidis
PSA	Persönliche Schutzausrüstung
RKI	Robert Koch Institut
STIKO	Ständige Impfkommission
WHO	World Health Organisation

1. Einleitung

Im vergangenen Jahrhundert wurden einige Erfolge im Bereich der Hygiene und der Senkung der Mortalität durch Infektionskrankheiten verzeichnet. Jedoch lässt sich nicht verdenken, dass kontinuierlich neue Infektionskrankheiten, mit mondialer Dissemination[1], auftreten.

Die meisten Infektionskrankheiten verlaufen inapparent und somit symptomlos. Schwere bzw. klinisch relevante Infektionen sind apparent und zeigen unspezifische Krankheitszeichen wie Fieber, Kopf- und Gliederschmerzen, Husten oder auch Vigilanzstörung.[2] Infektionskrankheiten spielen im Rettungsdienst Alltag eine bedeutende Rolle.

Die Problematik, welche sich in meiner Arbeit als Rettungssanitäterin herauskristallisiert, ist das Zusammentreffen von Rettungsdienstpersonal und den Patienten. Das Rettungsdienstpersonal steht im ersten Kontakt mit den Patienten. Sie betreten fremde Wohnungen, üben pflegerische und medizinische Maßnahmen am Patienten aus. Meist ohne Kenntnis einer Diagnose, über Vorerkrankungen und ob der Patient an einer Infektionskrankheit erkrankt ist oder nicht. Der Arbeitsalltag des Rettungsdienstpersonals prägt ein komplexes Gefährdungspotential, denn die Mitarbeiter sind täglich im Kontakt mit fremden Personen. Jeder Patient im Krankentransport und auch im Rettungsdienst ist somit potenziell infektiös, auch ohne Kenntnis einer Diagnose.

Die Fragestellung, die daraus resultiert, bezieht sich darauf, was für Maßnahmen eingeleitet werden müssen, wenn der Rettungsdienst auf diese Patienten trifft. Die Mitarbeiter müssen geschützt werden. Es gilt die Frage zu beantworten, wie sich das Rettungsdienstpersonal im Einsatz schützen kann.

Zum Schutz der Beschäftigten im Gesundheitswesen vor Gesundheitsgefahren wurde in den letzten Jahren einiges erforscht und eingeführt. U.a. das Arbeitsschutzgesetz, das Infektionsschutzgesetz und die Biostoffverordnung. Um Infektionen der Mitarbeiter zu senken, bedarf es der strikten Einhaltung und Umsetzung dieser antiepidemischen Maßnahmen, welche den Gesetzen, Verordnungen und Richtlinien zu entnehmen sind.

Voraussetzung hierfür ist, dass der Wissenstand derer, die für den Gesundheits- und Arbeitsschutz der Mitarbeiter zuständig und verantwortlich sind, laufend erweitert wird.

Ziel dieser Hausarbeit ist es, die Frage über die Schutzmaßnahmen im Rettungsdienst, bezüglich der Infektionskrankheit Meningitis, zu bearbeiten. Um dieses Ziel zu erreichen, wird kurz das Aufgabenspektrum des Rettungsdienstes vorgestellt und es werden die wichtigsten rechtlichen Grundlagen erläutert, bis man an das Kernstück der Arbeit gelangt. Der Schwerpunkt dieser Arbeit wurde auf die Infektionsgefahr durch die Meningitis gelegt, da sich die genaue Diagnosefindung aufgrund ungenauer Symptomatik und Verwechslungsgefahr mit einem Apoplex[3] in der Initialphase schwierig gestaltet und die Erreger vielfältige Übertragungswege aufzeigen. Im Kernstück wird auf Maßnahmen zur Expositions- und Dispositionsprophylaxe im Infektionsschutz eingegangen.

---

[1] Dissemination bedeutet die Verbreitung/Streuung eines Erregers bzw. auch die Ausbreitung einer Seuche. vgl. G. Wandeler u. a., „9. Infektionskrankheiten", in: *Public Health kompakt*, hg. von M. Egger, O. Razum und A. Rieder, Berlin/Boston 2018, 437.
[2] Vgl. C. Cortes/H. Schumann, „Die unsichtbare Gefahr: Infektionskrankheiten im Rettungsdienstalltag", in: *Infektionskrankheiten*, hg. von mbH, Stumpf + Kossendey Verlagsgesellschaft 2019, 29–30.
[3] Apoplex ist der medizinische Fachbegriff für einen Schlaganfall

2. Grundlagen

2.1 Arbeitsplatz Rettungsdienst

2.2.1 Aufgabenspektrum und Organisation

Der Rettungsdienst und der Krankentransport sind in den Rettungsdienstgesetzen der Länder geregelt. Die verschiedenen Rettungsdienstgesetze der Länder sind in der Regel vergleichbar strukturiert.[4]

Das Rettungsdienstgesetz unterscheidet zwischen dem Rettungsdienst, also der Notfallrettung und dem Krankentransport. Als rechtliche Grundlage wird hier das Rettungsdienstgesetz aus Baden-Württemberg herangezogen (RDG BW).

Der Rettungsdienst ist ein wesentlicher Bestandteil der Notfallversorgung in Deutschland. Er unterliegt, gem. § 1 Abs. 1 RDG BW, der Sicherstellung einer bedarfsgerechten Versorgung der Bevölkerung.

Die präklinische Notfallversorgung von Notfallpatienten fällt in den Aufgabenbereich des Rettungsdienstes. Gegenstand der Notfallrettung ist es, bei Notfallpatienten Maßnahmen zur Erhaltung des Lebens oder zur Vermeidung gesundheitlicher Schäden einzuleiten, sie transportfähig zu machen und unter fachgerechter medizinischer Betreuung in eine für die weitere Versorgung geeignete Gesundheitseinrichtung zu befördern. Als Notfallpatienten, werden folgende Patienten eingestuft, welche unter lebensbedrohlichen Verletzungen oder Erkrankungen leiden und gesundheitliche Schäden bis hin zum Tode zu befürchten sind, sofern sie nicht umgehend medizinische Hilfe erhalten.[5]

Die Aufgaben im Krankentransport sind die fachgerechte Beförderung von Kranken, Verletzen und Hilfebedürftigen, welche nicht in einer lebensbedrohlichen Lage sind und nötigenfalls Erste Hilfe zu leisten.[6] Diese Patienten benötigen keine akute medizinische Intervention, sie sind aus medizinischen Gründen nicht in der Lage, öffentliche Verkehrsmittel, Taxen oder Mietwagen zu benutzen. Gründe hierfür können sein, dass sie z.B. liegen müssen, ansteckend sind oder nicht gehfähig sind.[7]

2.1.2 Gefahrenpotential der gesundheitlichen Risiken

Der Arbeitsalltag eines Rettungsdienstmitarbeiters prägt ein komplexes Belastungs- und Gefährdungspotential. Mittlerweile sind einige Berufskrankheiten dem Rettungsdienst zugeordnet. Weit vorne sind physische Belastungen, durch mittelschwere, zeitweise auch schwere Arbeit, meist im Wechsel von Gehen, Stehen und Sitzen, zum Teil in ungünstigen Körperhaltungen sowie auch das Heben und Tragen von Patienten und Arbeitsmaterialien. Das Tätigkeitsfeld im Rettungsdienst erfordert eine hohe Belastungsfähigkeit aller Beteiligten. Ursachen findet man unter anderem in den unregelmäßigen Arbeitszeiten, aufgrund von Schichtdienst oder aber auch in belastenden und stressigen Einsätzen.[8]

Besonders Infektionskrankheiten spielen im Rettungsdienst Alltag eine bedeutende Rolle. Das Rettungsdienstpersonal steht im ersten Kontakt mit den Patienten. Sie betreten fremde Wohnungen und üben pflegerische und medizinische Maßnahmen am Patienten aus, welche den direkten Kontakt und Berührungen erfordern. Daher sind Kenntnisse und Informationen über mögliche Infektionsgefahren bei der täglichen Arbeit für das Rettungsdienstpersonal

---

[4] Vgl. H. Scheerer, *Steuerrecht-Kompakt für Heilberufe*, Wiesbaden 2012, 65.
[5] vgl. §1 RDG BW
[6] Vgl. §1 Abs. 3 RDG BW
[7] T. Schneider u. a., *Taschenatlas Notfall und Rettungsmedizin*, Berlin 2006, 4.
[8] Bundesanstalt für Arbeitsschutz und Arbeitsmedizin, *Gefährdungsfaktoren: Ein Ratgeber*, Dortmund 2019.

erheblich wichtig. [9] Der Kontakt zu Blut und sonstigen Körperflüssigkeiten und Ausscheidungen, lässt sich durch den Tätigkeitsbereich des Rettungsdienstpersonals im Rahmen der Patientenversorgung (z.B. Versorgung von Schwerverletzen z.B. Polytrauma) und schwer erkrankten Patienten (z.B. obere gastrointestinale Blutung) nicht vermeiden.[10]

Es soll verdeutlicht werden, dass es elementar wichtig ist, dass das Rettungsdienstpersonal einen ausreichenden Infektionsschutz zur Verfügung gestellt bekommt, um die eigene Gesundheit nicht im hohen Maße aufs Spiel setzen zu müssen. Dazu kommt, dass das Rettungsdienstpersonal selbst Träger und Überträger von Mikroorganismen sein kann. Dies ist der Fall, wenn hygienische Grundmaßnahmen, wie z.B. die Durchführung einer regelmäßigen und sorgfältigen hygienischen Desinfektion, missachtet werden. Somit sind auch Kenntnisse über die hygienische Arbeitsweise und den Schutz der Umwelt vor gefährlichen Keimen eine wesentliche Voraussetzung für den professionellen Umgang mit Notfallpatienten. [11]

2.2 Relevante Rechtsgrundlagen im Zusammenhang mit Infektionskrankheiten

Das Rechtsgefüge des nationalen Arbeitsschutzrechtes ist sehr komplex. Viele Gesetze und Vorschriften, die auf den ersten Blick nicht zum Arbeitsschutz zählen, enthalten diesbezüglich Regelungen. Es besteht vor allem aus den grundlegenden Rechtsvorschriften, deren Ausführungsbestimmung und weiterführenden Regelungen.

Ziel ist es, dass die Vielzahl von Gesetzen, Vorschriften und Regelungen reduziert und so für den Leser durchschaubar, verständlich und anwendbar werden. Daher werden, um einen kleinen Überblick über die rechtlichen Rahmenbedingungen zu bekommen, wichtige Gesetze kurz erläutert.

Infektionsschutzgesetz

Vorneweg, eins der wichtigsten Gesetzesgrundlagen für den Infektionsschutz in Deutschland, das Infektionsschutzgesetz (IfSG). Das IfSG trat am 01.01.2001 in Kraft und bekräftigt einen weiteren Blickwinkel des modernen Hygieneverständnisses. Es schaffte ein neues Fundament für das System der meldepflichtigen Krankheiten in Deutschland und verdeutlicht, dass nicht nur das Erkennen und Bekämpfen von Infektionskrankheiten ausschlaggebend ist, sondern auch die Vorbeugung (Prävention) maßgeblich ist. [12]

Zur Erreichung dieses Zwecks und Ziels fordert der Gesetzgeber eigenverantwortliches Handeln und Zusammenwirken der dazu berufenen Behörden, Ärzten und Einrichtungen entsprechend dem jeweiligen Stand von Wirtschaft und Technik.[13]

Das IfSG regelt, welche Krankheiten bei Verdacht, Erkrankung oder Tod und welche labordiagnostischen Nachweise von Erregern meldepflichtig sind. Weiterhin wird festgelegt, welche Angaben von den Meldepflichtigen gemacht werden und welche dieser Angaben vom

---

[9] D. Kühn u. a., *Rettungsdienst heute*, München 2010, 198.
[10] Wicker H. u. a., „Nadelstichverletzungen im Rettungsdienst -", in: *Anästhesiologie & Intensivmedizin* 51 (9), 2010, 457.
[11] J. Luxem/R. Bischoni, *Rettungsdienst RS/RH*, München 2010, 122.
[12] Luxem/Bischoni, *Rettungsdienst RS/RH*, 122.; vgl. §1 IfSG
[13] P. Häberle u. a., *Strafrechtliche Nebengesetze*, München 2020, § 1 Rn 2.

Gesundheitsamt weiter übermittelt werden. Meldewege, Muster der Meldebögen und Informationen über Belehrungen lassen sich dem Gesetz entnehmen.[14]

Ausgelöst wird die Meldepflicht nicht nur bei bestimmten Krankheiten, sondern auch bei weiteren, unter dem Gesichtspunkt des Infektionsschutzes, relevanten Ereignissen. Wer meldepflichtig ist, ist in §8 geregelt. Die Art und Weise sind in §9 bestimmt.[15]

Die Notwendigkeit, diese Thematik zu regeln, ist vorrangig durch die Gegebenheit begründet, dass die Erreger von Infektionskrankheiten vielmals direkt von Mensch-zu-Mensch oder auch durch tierische Vektoren oder über Lebensmittel auf den Menschen übertragen werden können. Ausschließlich das Vertrauen auf individualmedizinische Maßnahmen erwies sich bisher als unwirksam gegenüber der Verhinderung von Pandemien, Epidemien bzw. allgemein einen Ausbruch oder lediglich die Infektion weiterer Personen. Damit sind die Verhütung, Bekämpfung und Kontrolle übertragbarer Krankheiten eine öffentliche Aufgabe.[16] Diese Regelungen sind in vielen Staaten weltweit umgesetzt worden.[17]

Die Hygieneverordnungen der Länder ergänzen das IfSG. Sie legen für jedes Bundesland die erforderlichen Maßnahmen zur Verhütung, Erkennung, Erfassung und Bekämpfung von nosokomialen Infektionen[18] und Krankheitserregern mit Resistenzen in medizinischen Einrichtungen fest. Teilweise ist hier auch der Rettungsdienst betroffen.[19]

IfSG Koordinierungs- VwV
Eine wichtige bundesweite Regelung in Deutschland ist außerdem die allgemeine Verwaltungsvorschrift über die Koordinierung des Infektionsschutzes in epidemisch bedeutsamen Fällen. Diese Vorschrift legt Verfahren zur Zusammenarbeit zwischen dem Robert Koch Institut (RKI), dem Bundesministerium für Gesundheit und anderen Behörden des Bundes, des öffentlichen Gesundheitsdienstes der Länder und allen weiteren beteiligten Behörden und Stellen fest.[20]

Internationale Gesundheitsvorschriften (2005) (IGV)
Die IGV bilden das völkerrechtliche Fundament der internationalen Bekämpfung von Infektionskrankheiten. Sie enthalten die wesentlichen Vorgaben zur Kontrolle von schwerwiegenden Infektionen im internationalen Reiseverkehr.[21]
Außerdem beschreiben die, von der World-Health-Organisation (WHO) ausgestellte verbindliche Verpflichtungen und Maßnahme-orientierte Empfehlungen. Diese Vorschriften sind auf sämtliche Ereignisse anwendbar (natürlich oder beabsichtigt), die eine Gefahr für die

---

[14] Robert Koch Insititut: „RKI - Infektionsschutzgesetz (IfSG)". o.O.:
https://www.rki.de/DE/Content/Infekt/IfSG/ifsg_node.html;jsessionid=92AF9D20016189F0AA957A104489CC83.internet121 (abgerufen am 12. Juni 2020).
[15] Häberle u. a., *Strafrechtliche Nebengesetze*, § 6 Rn. 2.
[16] vgl. Art. 74 Nr. 19 GG
[17] A. Nassauer, „Kommentar zum Infektionsschutzgesetz", in: *Handbuch der betriebsärztlichen Praxis*, hg. von F. Hofmann und N. Kralj, Landsberg/Lech 2003.
[18] Nosokomiale Infektionen (Krankenhausinfektionen), sind Infektionen, die im Krankenhaus aufgetreten sind bzw. der Patient infizierte sich augrund Hospitalisierung
[19] Landesregierung/Solzialministerium zur Verhütung übertragbarer Krankheiten, *Hygiene-Verordnung Baden-Württemberg*, o. O. 2002.
[20] Robert Koch Insititut: „RKI - Preparedness and Response - Relevante Rechtsgrundlagen im Zusammenhang mit Infektionskrankheiten und Preparedness and Response". o.O.:
https://www.rki.de/DE/Content/Infekt/Preparedness_Response/Rechtsgrundlagen.html (abgerufen am 13. Juni 2020).; vgl. IfSG Koordinierungs-VwV
[21] Nassauer, 35.

öffentliche Gesundheit darstellen können (biologisch, chemisch oder durch ionisierende Strahlen).[22]

Biostoffverordnung (BioStoffV)

Mit der Verordnung über Sicherheit und Gesundheitsschutz bei Tätigkeiten mit biologischen Arbeitsstoffen (BioStoffV) werden europäisches Recht und die Anforderungen des Arbeitsschutzgesetzes umgesetzt. Wodurch die BioStoffV als wichtigstes Regelwerk des medizinischen Arbeitsschutzes bezeichnet wird.[23]

Mit den Regelungen der BioStoffV sollen die Beschäftigten vor Gefährdungen durch infektiöse, sensibilisierende, toxische und sonstige die Gesundheit schädigende Wirkungen von Biostoffen[24] geschützt werden. Daneben soll auch der Schutz anderer Personen, die aufgrund der Verwendung von Biostoffen durch Beschäftigte ebenfalls gefährdet sein können, gewährleistet werden. Am 23. Juli 2013 ist die Neufassung der Verordnung in Kraft getreten. Dies war erforderlich, um die Richtlinie 2010/32/EU („Nadelstich-Richtlinie") in nationales Recht umzusetzen. Dies verpflichtet den Arbeitgeber im Gesundheitsdienst, Beschäftigte vor Infektionen infolge von Verletzungen durch gebrauchte, spitze oder scharfe Instrumente zu schützen und diese durch geeignete sichere Instrumente zu ersetzen.[25]

Die BioStoffV hat eine wesentliche Bedeutung für den Rettungsdienst, denn sie hat in der Expositionsprophylaxe einen hohen Stellenwert.

Technische Regel für biologische Arbeitsstoffe (TRBA) [26]

Neben der BioStoffV ist das Technische Regelwerk zur BioStoffV zu beachten. In den TRBA wird der neuste Stand von Technik, Arbeitsmedizin und Arbeitshygiene wiedergegeben. Gesicherte wissenschaftliche Erkenntnisse für Tätigkeiten mit biologischen Arbeitsstoffen werden erläutert.

Es soll dem Arbeitgeber bei der Umsetzung der geforderten gesetzlichen Schutzziele hilfreich sein, indem es betriebliche Schutzmaßnahmen beschreibt und beispielhaft Lösungen für den betrieblichen Arbeitsschutz bietet.

Maßgeblich für den Rettungsdienst ist die Technische Regel 250 "Biologische Arbeitsstoffe im Gesundheitswesen und in der Wohlfahrtspflege" (TRBA 250). Die Anforderungen der BioStoffV bei Infektionsgefährdungen im Umgang mit Menschen, kontaminierten Materialien, etc. werden hier praktisch umgesetzt. Die Anforderungen der BioStoffV gelten als erfüllt, wenn die TRBA 250 eingehalten wird.

Arbeitsschutzgesetz (ArbSchG)

Das ArbSchG dient dazu, Sicherheit und Gesundheitsschutz der Beschäftigten bei der Arbeit durch Maßnahmen des Arbeitsschutzes zu sichern und zu verbessern. Für den Rettungsdienst am ausschlaggebendsten ist der Grundsatz, dass die Maßnahmen des Arbeitsschutzes den Stand der Technik, Arbeitsmedizin und Hygiene sowie sonstige gesicherte

---

[22] Robert Koch Insititut: „RKI - Internationale Gesundheitsvorschriften (IGV)". o.O.: https://www.rki.de/DE/Content/Infekt/IGV/igv_node.html (abgerufen am 13. Juni 2020).
[23] Nassauer, 35.
[24] Biologische Arbeitsstoffe, auch Biostoffe genannt, sind Mikroorganismen (wie Bakterien, Pilze oder Viren), Zellkulturen und Parasiten, die beim Menschen Infektionen, Allergien oder eine giftige Wirkung hervorrufen können.
[25] B. Brückner, *Leitlinien zu Tätigkeiten mit Biostoffen*, Wiesbaden 2014, 4.
[26] Bundesanstalt für Arbeitsschutz und Arbeitsmedizin, *Technische Regel für Biologische Arbeitsstoffe - Biologische Arbeitsstoffe im Gesundheitswesen und in der Wohlfahrtspflege*, o. O. 2014.

arbeitswissenschaftliche Erkenntnisse zu berücksichtigen sind.[27] Dieser Grundsatz findet sich in oben genannter BioStoffV wieder.

2.3 Zwischenfazit

Es ist unschwer zu erkennen, dass der Rettungsdienstalltag einen gewissen Risikofaktor beinhaltet. Das Rettungsdienstpersonal ist einem ständigen Infektionsrisiko ausgesetzt und dieses Risiko gilt es zu minimieren. Es wurde ein Überblick über die rechtlichen Grundlagen geschaffen. Mit der Einführung und ständiger Erweiterung dieser Gesetze wurde vom Gesetzgeber ein stabiles Fundament geschaffen, auf dem das Gesundheitssystem und die Verantwortlichen aufbauen können.

3. Die akute Meningitis

3.1 Allgemeines

In diesem Abschnitt soll erreicht werden, dass dem Leser die Tragweite dieser Infektionskrankheit veranschaulicht wird.

Eine Meningitis weist verschiedene Verlaufsformen auf und wird durch ein breites Erregerspektrum (über 50 Erreger) ausgelöst. Zur Verdeutlichung wurden, aufgrund von Häufigkeit, Meningokokken (Neisseria meningitidis) und Pneumokokken (Streptokokkus pneumoniae) Erreger, als Beispiel herangezogen.[28]

Invasive Meningokokken-Erkrankungen verlaufen in ca. zwei Drittel der Fälle als Meningitis. Die invasive Meningokokken-Erkrankung kann in jedem Lebensalter auftreten. Die Inzidenz und Morbiditätsrate ist jedoch im 1. und 2. Lebensjahr und im Alter von 15- 19 Jahren am höchsten. Dies liest sich aus den Statistiken des RKI. [29]

Aktuelle Fallzahlen und weitere epidemiologische Kenngrößen aller meldepflichtigen Krankheiten finden sich im aktuellen Infektionsepidemiologischen Jahrbuch des RKI. Zur Veranschaulichung werden nun einige Fallzahlen der invasiven Meningokokken-Erkrankung herangezogen. Im Jahr 2018 wurden insgesamt 295 Fälle gemeldet. Dies ist im Vergleich zum Vorjahr eine Zunahme von 3%. Die Todesfälle stiegen von 23 Fällen (2017) auf 34 Fälle (2018). Daraus ergibt sich eine prozentuale Sterblichkeit von 12%. Es erwies sich eine der höchsten Hospitalisierungsraten von > 95%.[30]

Die Hospitalisierungsrate verdeutlicht die Schwere der Krankheit. Eine nicht behandelte bakterielle Meningitis ist mit einer hohen Sterblichkeitsrate verbunden. Daher müssen Patienten so schnell wie möglich mit Breitbandantibiotika behandelt werden.[31] Die höchste

---

[27] vgl. §4 Nr. 3 ArbSchG
[28] Pfister H.-W. et al., „S2k-Leitlinie Ambulant erworbene bakterielle (eitrige) Meningoenzephalitis im Erwachsenenalter", https://www.dgn.org/leitlinien/3230-030-089-ambulant-erworbene-bakterielle-eitrige-meningoenzephalitis-im-erwachsenenalter-2015 (Zugriff 12.6.2020), 5.
[29] Robert Koch Insititut: „RKI - RKI-Ratgeber - Meningokokken, invasive Erkrankungen (Neisseria meningitidis)". o. O.:
https://www.rki.de/DE/Content/Infekt/EpidBull/Merkblaetter/Ratgeber_Meningokokken.html (abgerufen am 13. Juni 2020).
[30] Dass.: „Infektionsepidemiologische Jahrbuch meldepflichtiger Krankheiten für 2018". o.O.: Robert Koch-Institut, 2019, 36-34 (abgerufen am 12. Juni 2020).
[31] H. Herwald, *Infektionskrankheiten*, Berlin 2019, 96.

6

Letalität findet sich bei Pneumokokken- und Listerien-Meningitiden mit 15–20% bzw. 20–30%; 3–10% der Patienten mit Meningokokken-Meningitiden versterben.[32]

Bei der Meningitis ist darauf zu achten, dass es sich um eine meldepflichtige Erkrankung (bereits bei Verdacht) gemäß §§ 6,7 IfSG handelt und dass alle Vorkehrungen für einen ordnungsgemäßen Infektionstransport, der häufig vom Rettungsdienst durchgeführt wird, und eine Desinfektion von medizinischem Personal und Material nach dem Transport getroffen werden.[33]

3.2 Übertragung

Um einen Organismus zu infizieren, bedarf es einer Infektionsquelle. Infektionsquellen bieten dem Erreger Aufenthaltsorte, von denen sie Infektionskrankheiten verbreiten können. Hier findet der Ursprung einer Infektion statt. Es wird zwischen direkter und indirekter Infektion unterschieden. Die wichtigste Infektionsquelle ist der Mensch. Indirekt sowie direkt. Bei der direkten Infektion kommt es zum unmittelbaren Kontakt zwischen dem Ausscheider und dem kontaminierten Patienten. Eine einmal aufgenommene Keimmenge reicht unter Umständen aus, um weitere Personen mit dem Keim zu infizieren. Durch Husten, Niesen und Sprechen können Keime in Form eines Aerosols bis zu zwei Meter weit geschleudert werden. Zu den indirekten Infektionsquellen zählen im Rettungsdienst beispielsweise die Dienstkleidung, Instrumentarium, Einrichtung von Fahrzeugen sowie weitere Arbeitsmittel. Die Keime bedienen sich auf dem Weg der Infektionsquelle zur Infektionspforte verschiedener Transportmittel, um einen Organismus zu infizieren. So gelangen sie z.B. aerogen (durch die Luft), alimentär (über Nahrung und Wasser) und transmissiv (durch Insekten) in den potenziellen Wirt.[34]

Die typischen Meningitiserreger (wie z.B. Meningokokken und Pneumokokken) werden jedoch durch Tröpfchen übertragen und siedeln sich in der Schleimhaut des oberen Respirationstrakts an.[35] Bei der Tröpfcheninfektion treffen die ausgestoßenen Erreger direkt auf die Schleimhäute von Kontaktpersonen.[36] Meningokokken können sich aufgrund ihrer Oberflächenstruktur über Monate im Nasen-Rachen-Raum verbleiben. Dies bedeutet, dass Meningokokken sowohl über die Luft oder gebunden an Straubpartikel, also aerogen, von einem Keimträger oder Erkrankten übertragen werden können, aber auch naso- und oropharyngeale Sekrete hämatogen gestreut werden können. Die Keime gelangen bei der hämatogenen Übertragung über die Schleimhäute in die Blutbahnen und können von dort aus weiter gestreut werden. Ein gesunder Mensch, kann sich also aufgrund einer winzigen offenen Wunde infizieren, wenn diese mit dem Erreger in Kontakt kommt. Die Kontakt- oder auch Schmierinfektion in Kombination mit der Tröpfcheninfektion ist für den Rettungsdienst die bedeutendste Infektion. Dabei werden Keime die durch Husten, Sprechen, o.ä. auf Hände (oder auch Handschuhe),

---

[32] Pfister H.-W. et al., 10.; Robert Koch Insititut 2019 (wie Anm. 30), S. 176

[33] Pfister H.-W. et al., 19.; Kühn u. a., *Rettungsdienst heute*.

[34] Kühn u. a., *Rettungsdienst heute*, 205.

[35] H. Prange u. a., „Bakterielle Meningitis", in: *Medizinische Mikrobiologie und Infektiologie*, hg. von H. Hahn u. a., Heidelberg 2009, 793.

[36] H. Haefner/M. Eikenberg, „Tuberkulose und andere durch Luft übertragbare Infektionserkrankungen: Krankenhaushygiene zur Vermeidung und Eindämmung", in: *Praktische Krankenhaushygiene und Umweltschutz*, hg. von M. Dettenkofer u. a., Berlin, Heidelberg 2018, 113–128.

Oberflächen etc. gelangen z.B. durch Händeschütteln, Kratzen, kontaminierte Gegenstände, weitergegeben. [37]

3.3 Gefahr durch Nadelstichverletzungen

Die häufigsten Arbeitsunfälle im medizinischen Bereich sind Nadelstichverletzungen.[38] Nadelstichverletzungen stellen eine ernstzunehmende Gefahr dar. Arbeitsbedingte blutübertragbare Infektionen können durch Nadelstichverletzungen verursacht werden.[39]

Mitarbeiter des Rettungsdienstes führen invasive Tätigkeiten in unfallgefährdeten, zeitkritischen Situationen durch, beispielsweise unter schlechten Sicht- so wie Platzverhältnissen, in sich schnell bewegenden Fahrzeugen und bei mitunter unkooperativen Patienten.[40] Folgende Umstände oder Verhaltensweisen sind im rettungsdienstlichen Alltag daher als äußerst riskant einzustufen: Mangelhafte oder überfüllte Entsorgungsbehälter, unzureichende Entsorgung gebrauchter Kanülen oder Instrumente, manuelles Entfernen der Kanüle von einer Spritze sowie auch Fremdverschulden (z.B. durch Bewegung der Patienten oder Fahrzeugbewegung).[41]

Durch die hämatogene Streuung der Keime, besteht die Gefahr, dass man sich durch eine Nadelstichverletzung mit infizierter Nadel, an Meningitiserregern ansteckt. Daher darf diese Gefahr nicht unbeachtet bleiben.

Hiervon lässt sich ableiten, dass die prästationären Behandlungsabläufe insgesamt weniger bestimmbar sind als invasive Tätigkeiten unter stationären Bedingungen. Trotz dieser Erkenntnis werden Nadelstichverletzungen innerhalb des Rettungsdienstes nur ungenügend erfasst, denn die meisten Studien bezüglich Nadelstichverletzungen beziehen sich lediglich auf Beschäftigte im Krankenhaus.[42] Ursachen könnten u.a. sein, dass Gefährdungen durch Nadelstichverletzungen von den Betroffenen oftmals unterschätzt werden. In einer Umfrage haben die befragten Rettungsdienstmitarbeiter (43,3%) angegeben, dass sie die Nadelstichverletzung, aufgrund der eigenen Einschätzung als Bagatelle, nicht gemeldet hätten.[43]

3.4 Zwischenfazit

In diesem Abschnitt wurde die Tragweite der Infektionskrankheit bzw. die Gefahr durch die Meningitiserreger veranschaulicht. Die Übertragung durch die Tröpfcheninfektion in Kombination mit der Schmierinfektion ist eine heimtückische Art und Weise sich zu verbreiten. Aufgrund der Vielzahl an Erregerstämmen, die eine Meningitis hervorrufen können, ist die Ansteckungsgefahr vielfältig. Je nach Erregerstamm ist die Ansteckungsgefahr unterschiedlich ausgeprägt. Der Kontakt zum Patienten lässt sich aufgrund medizinischer und pflegerischer Maßnahmen nicht vermeiden, daher muss das Personal ausreichend geschützt werden.

---

[37] Pfister H.-W. et al., 18; B. Babouee u. a., „Impfungen gegen Pneumokokken und Influenza. Wie groß ist die Evidenz?", in: *Der Internist* 52 (3), 2011..; Luxem/Bischoni, *Rettungsdienst RS/RH*, 124–125
[38] S. Darius u. a., „Arbeitsmedizinische Aspekte in der Allgemein-(Viszeral-)Chirurgie - Infektionsgefährdung durch Nadelstichverletzungen (was der Chirurg wissen sollte)", in: *Zentralblatt fur Chirurgie* 138 (1), 2013.
[39] Wicker H. u. a., 456–457.
[40] Wicker H. u. a., 457.
[41] J. Brokmann/R. Rossaint, *Repetitorium Notfallmedizin*, Berlin, Heidelberg 2010, 45.
[42] S. Wicker u. a., „Needlestick injuries among health care workers: occupational hazard or avoidable hazard?", in: *Wiener klinische Wochenschrift* 120 (15-16), 2008, 486–492.
[43] Wicker H. u. a., 460–464.

4. Instrumente und Maßnahmen des Infektionsschutzes im Rettungsdienst bezüglich einer Meningitis

Die Menschheit versucht seit ewiger Zeit seine feindliche Umwelt und auch die ihm unbekannten Infektionskrankheiten zu bekämpfen. Die mikrobiologischen und infektiologischen Zusammenhänge wurden erst in den letzten 150 Jahren näher erforscht und erfasst. Maßnahmen der Gesundheitserziehung, der Hygiene und der medizinischen und pharmazeutischen Forschung wurden unentbehrlich. Es gelang einige Krankheiten durch verschiedene Maßnahmen einzudämmen. Wenn die entwickelten Schutzmaßnahmen zur Risikoverminderung versagen oder nicht beachtet werden, besteht die Bedrohung jedoch immer wieder. Die Menschheit wird von Zeit zu Zeit von Infektionskrankheiten durch epidemische Ausbreitung von Krankheitserregern heimgesucht. Zu einer biologischen Katastrophe wird eine Epidemie jedoch nur dann, wenn es sich um eine Seuche mit weiter Ausbreitung in der Bevölkerung und schweren Verlaufsformen mit vielen Todesfällen handelt.[44]

Die Hygiene ist in der Medizin ein Bereich von bedeutend hoher Relevanz. Sie umfasst die Erhaltung und Förderung der Gesundheit bis hin zur Vorbeugung, Entstehung und Ausbreitung von Krankheiten, der sogenannten Gesundheitslehre. Sie bezieht sich zudem auf die Gesundheit der privaten und öffentlichen Maßnahmen, zu diesen nicht nur der Rettungsdienst und das Krankenhaus zugehörig sind, sondern beinhalten auch die Ernährung, Arbeit, Städtebau, Verkehr, Landschaft und Klima. Die Gesundheitspflege ist ein Teil der Hygiene und befasst sich mit der bedeutsamen Verhütung und Bekämpfung von Krankheiten. Die Heilung fällt nicht in den Bereich der Hygiene, sondern, vereinfach gesagt, befasst sich die Hygiene mit der Sauberkeit bzw. mit Maßnahmen zur Sauberhaltung.[45]

Nicht nur der Eigenschutz des Rettungsdienstpersonals wird größte Bedeutung beigemessen, sondern auch den Patienten soll größtmöglicher Schutz vor Infektionen gewährt werden. Die hygienischen Maßnahmen und Vorkehrungen müssen sich daher immer am Eigenschutz des Personals und am Schutz des jeweiligen Patienten orientieren.[46]

Um einer möglichen Gefährdung der Beschäftigten durch Infektionserreger entgegenzuwirken, hat der Arbeitgeber erforderliche Schutzmaßnahmen zu veranlassen. Das RKI veröffentlicht regelmäßig Leitlinien zum Vorgehen bei Infektionserkrankungen, an denen sich die Betroffenen orientieren.[47]

Um den Infektionsschutz zu bewahren stehen einige Maßnahmen der Dispositions- und Expositionsprophylaxe zur Verfügung.[48]

Im Folgenden werden die verfügbaren Schutzmaßnahmen vorgestellt, die die Rettungsdienstmitarbeiter vor der Infektion mit Meningitiserregern schützen sollen.

4.1 Dispositionsprophylaxe

Die Dispositionsprophylaxe umfasst in der Infektiologie, Maßnahmen, um das Infektionsrisiko zu senken oder sogar auszuschließen. Diese Art der Prävention zielt im Gegensatz zur Expositionsprophylaxe nicht darauf ab, dass der Erregerkontakt vermieden wird, sondern den

---

[44] Kühn u. a., *Rettungsdienst heute*, 624.
[45] Kühn u. a., *Rettungsdienst heute*, 198.
[46] Kühn u. a., *Rettungsdienst heute*, 198.
[47] Prange u. a., 798.
[48] Robert Koch Insititut o.J. (wie Anm. 29).

Ausbruch einer Infektion zu vermeiden oder bei einem Ausbruch einen weniger schweren Verlauf der Krankheit zu erzielen. Das Prinzip besteht also darin, das individuelle Empfangsrisiko einer Infektion zu minimieren. Das heißt, die Abwehrkräfte, also den Organismus so zu stärken, dass das Risiko einer Erkrankung bzw. eines Infektionsausbruchs im Besten Fall ausgeschlossen oder minimiert werden kann.[49]

4.1.1. Impfung

Der Gesetzgeber entschied mehr Eigenverantwortung des einzelnen Bürgers zu verlangen, diese Betonung der Primärprävention hat in den Regelungen zu Schutzimpfungen ihren Zweck gefunden. Der Öffentliche Gesundheitsdienst hat gem. § 20 Abs. 1 IfSG die Aufgabe, die Bevölkerung über die Bedeutung der Schutzimpfung zu informieren. Ein Merkmal für die föderale Eigenständigkeit der Bundesländer findet sich in § 20 Abs. 3 IfSG. Dort werden auch die Länder aufgefordert, anhand der Grundlage der STIKO-Empfehlungen eigene regionale Empfehlungen auszusprechen.

Eine Maßnahme, um das Infektionsrisiko zu senken oder sogar auszuschließen, ist die Impfung. Durch eine Impfung kann z.B. die Inzidenz bestimmter Meningitiden erheblich gesenkt werden. Die Ständige Impfkommission (STIKO) vom RKI empfiehlt zur Prävention der Meningitis je nach Erregertyp verschiedene Vorgehen zur Impfung.[50]

Eine Empfehlung des RKI speziell für das Rettungsdienstpersonal existiert nicht. Jedoch spricht das RKI seit einigen Jahren eine Empfehlung für gefährdetes Laborpersonal aus, welches beim Arbeiten mit dem Risiko eines N. meningitidis-haltigen Aerosols ausgesetzt ist.[51] Diese Empfehlung kann man jedoch analog für das Rettungsdienstpersonal betrachten. Das Rettungsdienstpersonal ist bei bestimmten medizinischen und pflegerischen Maßnahmen auch einem N. meningitidis-haltigem Aerosol ausgesetzt (z.B. beim Beatmen, reanimieren oder auch intubieren eines Patienten).[52]

Gegen alle relevanten Serogruppen der Meningokokken gibt es mittlerweile gut wirksame Impfstoffe.[53]

4.1.2. Postexpositionsprophylaxe

Die Arbeit im Rettungsdienst kann unübersichtlich werden, da bei einigen Einsätzen eine schnelle Intervention und Notfallbehandlungen erfolgen muss, ohne, dass das Rettungsdienstpersonal jegliche Kenntnis über medizinische Informationen des Patienten bekommen kann. Es kommt vor, dass erst nach der Erstversorgung, bekannt wird, dass der Patient womöglich an einer ansteckenden Krankheit erkrankt ist. Daher stellt ich im Nachhinein die Frage der Postexpositionsprophylaxe, um das Rettungsdienstpersonal vor einem möglichen Ausbruch einer Infektion zu schützen.

Neben den Empfehlungen der Standard- und Indikationsimpfungen gibt die STIKO Empfehlungen zu postexponentiellen Impfungen und zu anderen Maßnahmen der spezifischen Prophylaxe von Kontaktpersonen im privaten sowie in Gemeinschaftseinrichtungen. Diese beschreiben, wie unzureichend geschützte Personen nach dem Kontakt zu bestimmten Krankheitserregern geschützt werden können, um eine

---

[49] N. Suttorp u. a., *Infektionskrankheiten*, Stuttgart 2004, 6 f.
[50] Prange u. a., 798.
[51] Ständige Impfkommission: „Empfehlungen der Ständigen Impfkommission beim Robert Koch-Institut – 2019/2020". o.O.: 2019/2020, S. 321 (abgerufen am 13. Juni 2020).
[52] Robert Koch Insititut o.J. (wie Anm. 29).
[53] W. Geissel, „Wirksamer Schutz durch Impfung", in: *MMW Fortschritte der Medizin* 160 (18), 2018.

Weiterverbreitung der Infektionskrankheit zu verhindern oder die Schwere des Verlaufs der Erkrankung bei Ausbruch zu mildern. Als Präventionsmaßnahmen werden die postexpositionelle Impfung, die passive Immunisierung durch die Gabe von Immunglobulinen oder eine Chemoprophylaxe aufgeführt. Informationen zur Postexpositionsprophylaxe einzelner Infektionskrankheiten finden sich auch in den „RKI Ratgebern".[54]

Die Chemoprophylaxe ist die vorbeugende Gabe eines Antiinfektiva (sog. Chemotherapeutika), um das Infektionsrisiko kurzzeitig zu minimieren. Zur gezielten Verhütung einer Aktivierung der Infektion. [55]

Die spezifische prophylaktische antiinfektive Therapie soll durch Sanierung (d.h. die Erreger werden von den Schleimhäuten des oberen Respirationstraktes, also der Übertragungsquelle, beseitigt) bereits infizierter, aber noch gesunder Personen weitere Erkrankungsfälle verhindern und die Ausbreitung einzudämmen.[56]

Für den Fall, dass eine Chemoprophylaxe notwendig wird, muss diese schnellstmöglich und ohne Zeitverzug durchgeführt werden. Diese Maßnahme ist für eine der, im Folgenden aufgeführten, engen Kontaktpersonen maximal bis zu 10 Tagen nach dem letzten Kontakt zum Infizierten sinnvoll.[57]

Enge Kontaktpersonen können gem. der Definition der STIKO folgende sein; Personen, bei denen der begründete Verdacht besteht, dass sie mit oropharyngeale Sekreten des Patienten in Berührung gekommen sind, z.B. Intimpartner, enge Freunde, evtl. feste Banknachbarn in der Schule, medizinisches Personal [58], z.B. bei Mund-zu-Mund-Beatmung, Intubation und Absaugen des Patienten ohne Atemschutz und ohne geschlossene Absaugsysteme. [59]

Die Aufgabe des Gesundheitsamtes ist es, diese Kontaktpersonen ausfindig zu machen und über das erhöhte Risiko und die möglichen Symptome und eine Chemoprophylaxe aufzuklären.[60] Bei der Auswahl des zur Prophylaxe verwendeten Antibiotikums sollte die regionale Resistenzsituation beachtet werden.[61]

Es liegen bisher jedoch keine Daten vor, wie häufig Rettungsdienstpersonal, nach einem kurzzeitigen Kontakt mit einem Infizierten bzw. dessen Sekreten, von einer Erreger Besiedlung betroffen ist, wenn keine postexpositionelle Chemoprophylaxe eingeleitet wird. Unerforscht ist außerdem, welche Erregerdichte für eine Infektion Dritter erforderlich wäre. Die Frage der Notwendigkeit, wird daher weder widerlegt noch bestätigt.[62]

4.2 Expositionsprophylaxe

Die Expositionsprophylaxe umfasst im eigentlichen Sinne alle nicht- medikamentösen Vorbeugemaßnahmen. Darunter zählen Maßnahmen die den Kontakt (Exposition) zu

---

[54] Ständige Impfkommission 2019/2020 (wie Anm. 51), S. 341.
[55] W. Kiehl, *Infektionsschutz und Infektionsepidemiologie*, Berlin 2015.
[56] T. Meyer/H. Hahn, „Neisserien", in: *Medizinische Mikrobiologie und Infektiologie*, hg. von H. Hahn u. a., Heidelberg 2009, 235. Vgl. Prange u. a., 798
[57] Robert Koch Insititut o.J. (wie Anm. 29),; H. Schroten, „Diagnostik und Therapie der bakteriellen Meningitis", in: *Monatsschrift Kinderheilkunde* 152 (4), 2004.; S. Schulz-Stübner/M. Ventzke, „Richtige Chemoprophylaxe bei Verdacht auf Meningokokkenexposition", in: *Notfall + Rettungsmedizin* 17 (3), 2014, 253..
[58] Schulz-Stübner/Ventzke, 253.
[59] Robert Koch Insititut o.J. (wie Anm. 29).
[60] Pfister H.-W. et al., 18.
[61] Schulz-Stübner/Ventzke, 253.
[62] Robert Koch Insititut o.J. (wie Anm. 29).

Infektions- bzw. Ansteckungsquellen bzw. entsprechende Übertragungsvorgänge vorbeugen sollen. Enger gefasst, soll die Wahrscheinlichkeit gesenkt werden, dass man einem Erreger ausgesetzt und potenziell infiziert wird. Infektionsketten sollen durch organisatorische, technische oder soziale Maßnahmen mit entsprechendem Verhalten, unterbrochen werden.[63]

4.2.1 Prävention von Nadelstichverletzungen

Beim Umgang mit benutzen medizinischen Instrumenten und Geräten sind vom Arbeitgeber Maßnahmen zu ergreifen, die das Verletzungs – und Infektionsrisiko für den Arbeitnehmer minimieren.[64] Darin integriert ist die Vermeidung von Nadelstichverletzungen, welche auch in der TRBA 250 verankert ist. Hierzu gehört eine Vielzahl an Maßnahmen. Beispielsweise können Nadelstichverletzungen verhindert werden, indem man Kanülen nach dem Gebrauch nicht mehr in die Schutzkappe zurücksteckt und ein sog. Recapping vermeidet. Zur Sicherheit müssen gebrauchte Kanülen direkt nach Gebrauch in dafür vorgesehene Behälter entsorgt werden, die sich in jedem Fahrzeug befinden sollten. Am wichtigsten ist jedoch die Aufklärung des Personals. Eine Schaffung eines Sicherheitsbewusstseins sowie das Verhalten und die Sensibilisierung bezüglich der Erfassung und Durchführung von Folgemaßnahmen einer solchen Verletzung sind elementar.[65]

4.2.2 Isolation

Eine weitere Methode ist die Isolation des Patienten. Patienten mit Verdacht auf eine Meningitis müssen bis 24 Stunden nach Beginn einer wirksamen Antibiotikatherapie isoliert werden, erst danach ist mit einer Ansteckung nicht mehr zu rechnen. Dies bedeutet, dass das Rettungsdienstpersonal, welches bis vor der indizierten Antibioktikatherapie Kontakt mit einem Meningitis Verdachtsfall hatte, sollte geeignete Schutzmaßnahmen vornehmen und Kontakt zu weiteren Patienten vermeiden sollte. Hierzu gehören z.B. alle Maßnahmen der Standardhygiene, wie hygienische Händedesinfektion und das Tragen von Persönlicher Schutzausrüstung.[66]

4.2.3 Schutzmaßnahmen beim Infektionstransport [67]

Im Rettungsdienst ist der Transport eines infektiösen Patienten ein Infektionstransport, bei dem bestimmte Vorkehrungen und Maßnahmen getroffen werden müssen. Diese Vorkehrungen und Maßnahmen entnimmt man i.d.R. dem rettungsdienstspezifischen Hygieneplan. Diesem Hygieneplan, ausgearbeitet von einem ausgebildeten Desinfektor, entnimmt man, idealerweise vor dem Einsatz, welche zusätzliche Schutzausrüstung man für welchen Krankheitserreger benötigt. Außerdem gibt er vor, wie man das Fahrzeug und die Arbeitsmittel nach dem Transport zu reinigen hat.[68]

Das Rettungsdienstpersonal ist verpflichtet, gem. der GUV Regel 2106 (Benutzung von persönlichen Schutzausrüstungen im Rettungsdienst), spezielle Dienstkleidung zu tragen.

---

[63] W. Kiehl, *Infektionsschutz und Infektionsepidemiologie*, 41.
[64] Europäische Union, *Richtlinie zur Durchführung der von HOSPEEM und EGÖD geschlossenen Rahmenvereinbarung zur Vermeidung von Verletzungen durch scharfe/spitze Instrumente im Krankenhaus- und Gesundheitssektor*, o. O. 2010.
[65] Kühn u. a., *Rettungsdienst heute*, 213–216.
[66] Meyer/Hahn, 235.; Prange u. a., 798.; Pfister H.-W. et al., 18.; Robert Koch Insititut o.J. (wie Anm. 29).; H. Just/R. Ziegler, „Isolierungsmaßnahmen", in: *Praktische Krankenhaushygiene und Umweltschutz*, hg. von M. Dettenkofer u. a., Berlin, Heidelberg 2018.
[67] Alle nachfolgenden Informationen sind auf Grundlage der TRBA 250 (Anmerkung 26) und der Richtlinie 2000/54/EG (Europäisches Parlament, *Richtlinie 2000/54/EG des Europäischen Parlaments und des Rates über den Schutz der Arbeitnehmer gegen Gefährdung durch biologische Arbeitsstoffe bei der Arbeit*, o. O. 20009 erarbeitet worden, sofern nicht anders zitiert
[68] T. Singer, Hygieneplan DRK Landkreis Konstanz, 2.5.2020.; TRBA 250 Anhang 2.

Darin gilt gem. § 4 ArbSchG der Grundsatz, dass Gefährdungen primär durch technische und organisatorische Maßnahmen behoben werden müssen, bevor der Versicherte (hier: Rettungsdienstpersonal) zusätzlich durch geeignete persönliche Schutzausrüstung geschützt wird. Das bedeutet, dass bevor das Rettungsdienstpersonal präventiv Medikamente einnehmen muss, wird geprüft, ob es nicht technisch oder organisatorisch durch Schutzkleidung möglich ist, den Mitarbeiter zu schützen.

Vor der Auswahl und dem Einsatz von persönlichen Schutzausrüstungen hat der Arbeitgeber gem. § 5 ArbSchG, in bestimmten Fällen, eine Gefährdungsbeurteilung durchzuführen, die insbesondere Art und Umfang der Risiken am Einsatzort und Arbeitsbedingungen und persönliche Konstitution des Trägers beinhaltet. Die Gefährdungsbeurteilung ist die Grundlage für die die Auswahl der zu benutzenden PSA. Bei der Auswahl der PSA sind der Stand der Technik, Arbeitsmedizin und Hygiene sowie gesicherte arbeitswissenschaftliche Erkenntnisse zu berücksichtigen. Dies bedeutet, dass grundsätzlich PSA auszuwählen ist, die fortschrittlichen, sicherheitstechnischen und arbeitsmedizinischen Anforderungen genügt.
Der Einsatz von PSA richtet sich allgemein nach den auftretenden Gefahren für die Versicherten an der Einsatzstelle. Die PSA des Rettungsdienstpersonals muss daher besonderen Anforderungen entsprechen, unter anderem auch Schutz vor Infektionen und somit Krankheitserregern, da Krankenfahrten einschließlich aller damit verbundenen Tätigkeiten am Patienten, bei denen unvorhergesehener Kontakt mit potentiell infektiösem Körpersekreten, Blut oder Aerosolen auftreten kann. Es gibt keine PSA die universell vor allen Einwirkungen schützt, daher ist die Kombination einzelner Arten erforderlich.
Gemäß der Biostoffverordnung sind Tätigkeiten in Schutzstufen einzuordnen (in Abhängigkeit der von ihnen auszugehenden Gefährdung). Je nach Schutzstufe folgen verschiedene zusätzliche Schutzmaßnahmen. Eine Infektion kann beim unbekannten Patienten nie sicher ausgeschlossen sein, daher sind pflegerische und medizinische Tätigkeiten im Rettungsdienst gemäß TRBA 250 i.d.R. mindestens der Schutzstufe 2 zuzuordnen. Vor allem der Umgang mit Meningitiserregern, welche durch Atemwegssekret übertragen werden können, wird in die Risikogruppe 2 eingeordnet.

Nach einem kleinen rechtlichen Exkurs, um die Tragweite der persönlichen Schutzausrüstung zu verdeutlichen, werden nun im Folgenden die verschiedenen Arten einer persönlichen Schutzausrüstung vorgestellt. Spezifiziert wurde sich auf den Schutz vor Meninigitiserregern, die überwiegend durch die Tröpfcheninfektion übertragen werden.

Begonnen wird mit den standardisierten Mindestschutzmaßnahmen, wie die hygienische Händedesinfektion, dementsprechend auch Hautschutz – und pflege. Da häufiges Händewaschen mit Desinfektionsmittel grundsätzlich hautbelastend ist. [69]

Des Weiteren wird zwischen Dienstkleidung und zusätzlicher Schutzkleidung unterschieden. Die Persönliche Schutzausrüstung bzw. Dienstkleidung ist, wie oben beschrieben, auf der Grundlage des Ergebnisses einer Gefährdungsbeurteilung auszuwählen. Zur Dienstkleidung im Rettungsdienst gehört ein vollständiger Klamottensatz, bestehend aus einer Hose, einem T-Shirt, einem Pullover, bestimmten Sicherheitsschuhen (i.d.R. S3 Sicherheitsschuhe) sowie einer Jacke. Wie bereits erwähnt, müssen diese weitere bestimmte Voraussetzungen erfüllen, die jedoch für den Infektionsschutz irrelevant sind.

---

[69] Bundesanstalt für Arbeitsschutz und Arbeitsmedizin, *Technische Regel für Gefahrstoffe - Gefährdung durch Hautkontakt. Ermittlung - Beurteilung - Maßnahmen*, o. O. 2018.

Beim Infektionstransport ist mit einer Kontamination der Dienstkleidung zu rechnen, daher muss bestimmte Schutzkleidung getragen werden. Die Schutzkleidung muss geeignet sein, alle Stellen zu bedecken, die einer Kontaminierung ausgesetzt sein können.

- Geeignete Einmalschutzhandschuhe
  Diese sollten zwingend bei jedem Patientenkontakt getragen werden, nicht nur bei Tätigkeiten mit möglichem Kontakt zu Körperflüssigkeiten. Da es sich um Einmalhandschuhe handelt, sind diese nach jedem Patienten auszutauschen.

- Augen- und Gesichtsschutz
  Erreger gelangen überwiegend durch Husten, Niesen und auch Sprechen, sowie bei bestimmten medizinischen und pflegerischen Maßnahmen, wie beatmen, intubieren, etc. in die Luft, daher ist es wichtig, dass die Augen und das Gesicht durch geeignete Mittel geschützt werden. Geeignete Mittel können sein:
  - Bügelbrille mit Seitenschutz
  - Überbrille
  - Korbbrille
  - Visier, Gesichtschutzschild

- Atemschutz
  Aufgrund der speziellen Expositionsbedingung bei der Meningitis, ist das Tragen eines Atemschutzes dringend erforderlich. Durch den geeigneten Atemschutz kann die Gefahr durch luftübertragene Krankheitserreger um bis zu 98% reduziert werden. Je nach Erreger, Partikelgröße, Tätigkeit und Patientenkooperation ist eine niedrigere oder gar höhere Schutzstufe der Atemmaske in Erwägung zu ziehen. Die Auswahl des geeigneten Atemschutzes bezüglich der Meningitis ist nicht allgemein zu bestimmen, es ist eine Einzelfallentscheidung. Zur Auswahl ist zwingend Anlage 7 der TRBA 250 hinzuzuziehen!
  Folgende Atemschutzmasken stehen zur Auswahl:
  - Mund-Nasen-Schutz (MNS)
    Der MNS dient größtenteils als Fremdschutz. Es besteht Schutz vor Tröpfchenauswurf des Trägers. Meistens für den Patienten.
  - FFP Masken
    FFP Masken sind filtrierende Halbmasken. Es gibt 3 Arten. FFP 1 Masken reduzieren das Infektionsrisiko der eingeatmeten Luft um maximal 88%, FFP2 Masken um bis zu 94% und FFP3 Masken um sogar bis zu 98%. FFP Masken schützen also den Träger vor festen und flüssigen Aerosolen, Partikeln und Tröpfchen, die durch einen Infizierten übertragen werden können. Die Masken müssen dazu regulär die Anforderungen der Norm DIN EN 149:2001-10 erfüllen. Es gibt FFP Masken mit Ausatemventil, sodass Luft nur beim Einatmen und nicht beim Ein- und Ausatmen gefiltert wird.
  Da bei der Meningitis, die Patienten mit luftübertragbaren Krankheitserregern infiziert sein können, müssen die Rettungsdienstmitarbeiter, die Tätigkeiten in deren Nähe ausüben, zum Beispiel mindestens eine FFP2 Maske tragen, wenn Kontakt zum Erreger mit Aerosol besteht.[70]

---

[70] Bundesinstitut für Arzneimittel und Medizinprodukte: „Hinweise des BfArM zur Verwendung von selbst hergestellten Masken (sog. „Community-Masken"), medizinischen Gesichtsmasken, sowie

- Körperschutz durch Einmalschutzkittel
  Bei bestimmten Erregern und Tätigkeiten, die Nähe und Berührung mit dem Patienten erfordern, wie z.B. Umlagern, Patientenversorgung, etc., ist es erforderlich, dass ein zusätzlicher flüssigkeitsdichte Einmalschutzanzug getragen wird. Dieser soll dazu dienen, dass keine Erreger auf die Dienstkleidung gelangen und man diese nicht nach jedem Kontakt auswechseln muss.

Besondere Bedeutung kommt außerdem der Schulung des Personals zu. Die Schutzkleidung ist richtig anzulegen und vor allem nach Kontaminierung richtig abzulegen. Vor allem bei den Atemschutzmasken ist das richtige Tragen, der richtige Sitz und vor allem die Tragedauer essenziell wichtig für eine ausreichende Schutzwirkung.

Nicht unerwähnt bleiben darf, dass nach einem Infektionstransport zu beachten ist, dass bestimmte Reinigungsarbeiten anstehen. Kontaminierte Arbeitsmittel, Medizinprodukte und Instrumente müssen fachgerecht aufbereitet, desinfiziert und ggf. entsorgt werden. Auch bei der Desinfektion muss ausreichende Schutzausrüstung getragen werden, zum Schutz vor Kontaminierung und zum Schutz vor den Desinfektionsmitteln[71]. Kontaminierte Wäsche, Müll, o.ä. muss fachkundig entsorgt und/oder gewaschen werden. Zur Aufbereitung des Fahrzeuges gehört nicht nur die Aufbereitung der Arbeitsmittel, sondern auch eine Flächendesinfektion von allen kontaminierten Oberflächen des Fahrzeugs.[72]

5. Fazit und Ausblick

Ziel dieser Hausarbeit ist es, die Schutzmaßnahmen im Rettungsdienst bezüglich einer Meningitis aufzuzeigen. Maßnahmen zur Expositons- und Dispositionsprophylaxe wurden ebenfalls aufgezeigt. Die Arbeit soll dem Leser vermitteln, dass die sachgerechte Aufklärung über Infektionskrankheiten und deren Übertragung und Auswirkung elementar wichtig ist. Die sachgerechte Aufklärung fängt bei den rechtlichen Rahmenbedingungen an und beinhaltet auch, dass die zuständigen Stellen gezielte und wirksame Präventionsstrategien entwickeln. Diese Präventionsstrategien sollten regelmäßig auf Effizienz und Effektivität geprüft werden. Denn Prävention durch Aufklärung ist die Grundlage für ein funktionierendes System.

Wenn Schutzmaßnahmen, wie z.B. Schutzimpfungen, hygienische Bedingungen, Schutzausrüstungen etc. für die Mitarbeiter im Gesundheitswesen und auch die Bevölkerung vernachlässigt werden, können bereits örtlich begrenzte Großschäden den Ausbruch übertragbarer Krankheiten begünstigen.

Das Robert-Koch-Institut führt Statistiken über Fallzahlen von internationalen und nationalen Ausbrüchen der verschiedensten Infektionskrankheiten, denen man entnehmen kann, dass

---

filtrierenden Halbmasken (FFP1, FFP2 und FFP3) im Zusammenhang mit dem Coronavirus (SARS-CoV-2 / Covid-19)". Internet: https://www.bfarm.de/SharedDocs/Risikoinformationen/Medizinprodukte/DE/schutzmasken.html (abgerufen am 12. Juni 2020).
[71] Bundesanstalt für Arbeitsschutz und Arbeitsmedizin, *Technische Regel für Gefahrstoffe - Gefahrstoffe in Einrichtungen der medizinischen Versorgung*, o. O. 2014.
[72] Bundesministerium für Arbeit und Soziales, *Technische Regel für Betriebssicherheit - Instandhaltung*, o. O. 2019.

die Infektionskrankheiten in den letzten Jahren weltweit an Bedeutung gewonnen haben.[73] Gründe für die stetige Zunahme der Ausbrüche von Infektionskrankheiten lassen sich in einigen verschiedenen Bereichen aufweisen. Vor allem anthropogene Faktoren spielen eine nicht hinweg zu denkender Rolle. Von der Klimaveränderung[74], über die Bevölkerungsexplosion, vor allem die Bevölkerungsdichte, bis hin zu dem globalen Güter- und Reiseverkehr. Touristen reisen in Massen über Ländergrenzen hinweg, um ihren Freizeitbeschäftigungen am anderen Ende der Welt nachzugehen und natürliche Grenzen wie Ozeane oder Gebirgszüge, werden unerheblich. Einige Reisende kehren erkrankt von ihrer Reise zurück und schleppen auf diese Weise unbemerkt Erreger ein bzw. verteilen sie sogar auf ihrer Reise.

Der globale Güter- und Reiseverkehr führt zu einer regelrechten mondialen Dissemination einer Krankheit bzw. deren Erreger. Beispiele hierfür gibt es einige, die aktuell anhaltende Pandemie lässt sich als Paradebeispiel vorstellen. Die Erkrankung Covid-19, welche durch das neuartige Coronavirus (SARS-CoV2) verursacht wird, breitet sich aktuell seit Monaten weltweit aus. Ein so außergewöhnliches Infektionsgeschehen stellt u.a. das Gesundheitssystem und die vorhandenen Infektionsschutzmaßnahmen auf die Probe.

Eine Pandemie ist das Worst-Case-Szenario beim Ausbruch einer Infektionskrankheit. Der Begriff bezeichnet, eine neue, aber zeitlich begrenzte in Erscheinung tretende, weltweit starke Ausbreitung einer Infektionskrankheit mit hoher Morbidität und i.d.R. schweren Krankheitsverläufen.[75] Bleibt die Infektion innerhalb einer Bevölkerung, also räumlich begrenzt, spricht man von einer Epidemie. Ein epidemisches Geschehen entwickelt sich extensiv, wenn viele Menschen erkranken und intensiv, wenn viele von ihnen schwer erkranken.[76]

Außergewöhnliche Notlagen, wie beispielsweise die Covid-19 Pandemie, verdeutlichen der Bevölkerung wie wichtig Hygienemaßnahmen sind. Eigenschutz und Fremdschutz bekommen in Zeiten wie diesen eine größere Bedeutung zugeschrieben. Vorher genossene Freiheiten werden plötzlich durch die Sicherheit eingeschränkt. Unbeschwertes Reisen, täglicher Kontakt zu Menschen, Einkaufen, etc. werden plötzlich zu Herausforderungen im Alltag.

Dem Rettungsdienstpersonal ist der Umgang mit Infektionskrankheiten im Arbeitsalltag bekannt, doch auch für sie gelten während einer Pandemie spezielle Anordnungen. Schutzausrüstungen, Desinfektionsmittel, Handschuhe, etc. werden zur Mangelware. Atemschutzmasken müssen mehrfach verwendet werden und das tägliche Risiko sich selbst zu infizieren steigt.

Mit Blick auf die weitere zukünftige globale Veränderung ist es notwendig die Infektionsschutzmaßnahmen stetig zu überprüfen und zu erforschen. Die Bemühungen, die Bevölkerung vor Infektionskrankheiten, wie Meningitis zu schützen, werden immer erfolgreicher. Es werden immer mehr Impfungen und Medikamente erforscht und entwickelt.

Seit 2004 lässt sich einen Rückgang der Inzidenz beobachten. Die bundesweite jährliche Inzidenz liegt gegenwärtig bei unter 0,4 Erkrankungen pro 100.000 Einwohner.[77] Dieser

---

[73] Robert Koch Institut, https://www.rki.de/DE/Content/Infekt/Ausbrueche/Ausbrueche_node.html (Zugriff 21.4.2020).

[74] mbH, Stumpf + Kossendey Verlagsgesellschaft, *Infektionskrankheiten*, o. O. 2019, 3.

[75] Wolfgang Kiehl, *Infektionsschutz und Infektionsepidemiologie*, Berlin 2015, 99.

[76] Wolfgang Kiehl, *Infektionsschutz und Infektionsepidemiologie*, 34.

[77] Robert Koch Insititut o.J. (wie Anm. 29).

Rückgang ist der erfolgreichen Forschung und Einhaltung von Hygienemaßnahmen zuzuschreiben.

Hygienemaßnahmen sind, in Bezug auf das Aufgabenspektrum im Rettungsdienst, die Summe aller Präventionsmaßnahmen, welche die Übertragung und somit die Ausbreitung von Infektionskrankheiten verhindern sollen. Nur unter strenger Beachtung grundlegender Hygienemaßnahmen, worunter die persönliche Hygiene, die Arbeitsplatzhygiene und auch die Umwelthygiene fallen, kann das Personal zum Schutz vor Infektionen beitragen. [78]

---

[78] Luxem/Bischoni, *Rettungsdienst RS/RH*, 122.

Literaturverzeichnis

Babouee, B./Widmer, A. F./Battegay, M.: „Impfungen gegen Pneumokokken und Influenza. Wie groß ist die Evidenz?", in: *Der Internist* 52 (3), 2011, 265–276 (Zugriff 13.6.2020).

Brokmann, J./Rossaint, R.: *Repetitorium Notfallmedizin: Zur Vorbereitung auf die Prüfung "Notfallmedizin".* 2. aktualisierte Auflage. Berlin, Heidelberg: Springer-Verlag Berlin Heidelberg 2010, http://site.ebrary.com/lib/alltitles/docDetail.action?docID=10447053 (Zugriff 13.6.2020).

Brückner, B. (Hg.): *Leitlinien zu Tätigkeiten mit Biostoffen.* 4., überarb. Aufl. Wiesbaden: Hessisches Ministerium für Soziales und Integration 2014 (= LASI-Veröffentlichungen / Länderausschuss für Arbeitsschutz und Sicherheitstechnik Bd. 23) (Zugriff 13.6.2020).

Bundesanstalt für Arbeitsschutz und Arbeitsmedizin: *Technische Regel für Biologische Arbeitsstoffe - Biologische Arbeitsstoffe im Gesundheitswesen und in der Wohlfahrtspflege: TRBA 250.* o. O.: 2014, https://www.baua.de/DE/Angebote/Rechtstexte-und-Technische-Regeln/Regelwerk/TRBA/pdf/TRBA-250.pdf?__blob=publicationFile&v=4 (Zugriff 12.6.2020).

Bundesanstalt für Arbeitsschutz und Arbeitsmedizin: *Technische Regel für Gefahrstoffe - Gefahrstoffe in Einrichtungen der medizinischen Versorgung: TRGS 525.* o. O.: 2014 (Zugriff 12.6.2020).

Bundesanstalt für Arbeitsschutz und Arbeitsmedizin: *Technische Regel für Gefahrstoffe - Gefährdung durch Hautkontakt. Ermittlung - Beurteilung - Maßnahmen: TRGS 401.* o. O.: 2018 (Zugriff 12.6.2020).

Bundesanstalt für Arbeitsschutz und Arbeitsmedizin: *Gefährdungsfaktoren: Ein Ratgeber.* Dortmund: 2019, https://www.baua.de/DE/Themen/Arbeitsgestaltung-im-Betrieb/Gefaehrdungsbeurteilung/Expertenwissen/Expertenwissen_node.html (Zugriff 13.062020).

Bundesinstitut für Arzneimittel und Medizinprodukte: „Hinweise des BfArM zur Verwendung von selbst hergestellten Masken (sog. „Community-Masken"), medizinischen Gesichtsmasken, sowie filtrierenden Halbmasken (FFP1, FFP2 und FFP3) im Zusammenhang mit dem Coronavirus (SARS-CoV-2 / Covid-19)". Internet: https://www.bfarm.de/SharedDocs/Risikoinformationen/Medizinprodukte/DE/schutzm asken.html (abgerufen am 12.6.2020).

Bundesministerium für Arbeit und Soziales: *Technische Regel für Betriebssicherheit - Instandhaltung: TRBS 1112.* o. O.: 2019, https://www.baua.de/DE/Angebote/Rechtstexte-und-Technische-Regeln/Regelwerk/TRBS/pdf/TRBS-1112.pdf?__blob=publicationFile&v=3 (Zugriff 12.6.2020).

Bundesregierung Deutschland: *Grundgesetz: GG.* o. O.: 1949, https://www.gesetze-im-internet.de/gg/ (Zugriff 13.6.2020).

Bundesregierung Deutschland: *Arbeitsschutzgesetz: ArbSchG.* o. O.: 1996, https://www.gesetze-im-internet.de/arbschg/ (Zugriff 12.6.2020).

Bundesregierung Deutschland: *Biostoffverordnung: BioStoffV.* o. O.: 1999, https://www.gesetze-im-internet.de/biostoffv_2013/ (Zugriff 12.6.2020).

Bundesregierung Deutschland: *Infektionsschutzgesetz: IfSG.* o. O.: 2001, https://www.gesetze-im-internet.de/ifsg/ (Zugriff 12.6.2020).

Cortes, C./Schumann, H.: „Die unsichtbare Gefahr: Infektionskrankheiten im Rettungsdienstalltag", in: mbH, Stumpf + Kossendey Verlagsgesellschaft (Hg.): *Infektionskrankheiten.* SK Verlag 2019 (= Bd. 42), 28–35.

Darius, S./Meyer, F./Boeckelmann, I.: „Arbeitsmedizinische Aspekte in der Allgemein-(Viszeral-)Chirurgie - Infektionsgefährdung durch Nadelstichverletzungen (was der Chirurg wissen sollte)", in: *Zentralblatt fur Chirurgie* 138 (1), 2013, 88–93 (Zugriff 13.6.2020).

Dettenkofer, M./Frank, U./Just, H./Lemmen, S./Scherrer, M. (Hg.): *Praktische Krankenhaushygiene und Umweltschutz.* 4. Aufl. 2018. Berlin, Heidelberg: Springer Berlin Heidelberg 2018 (= Springer Reference Medizin) (Zugriff 13.6.2020).

Egger, M./Razum, O./Rieder, A. (Hg.): *Public Health kompakt.* 3., aktualisierte und erweiterte Auflage. Berlin/Boston: De Gruyter 2018 (= De Gruyter Studium) (Zugriff 13.6.2020).

Europäische Union: *Richtlinie zur Durchführung der von HOSPEEM und EGÖD geschlossenen Rahmenvereinbarung zur Vermeidung von Verletzungen durch scharfe/spitze Instrumente im Krankenhaus- und Gesundheitssektor: Richtlinie 2010/32/EU.* o. O.: 2010 (Zugriff 12.6.2020).

Europäisches Parlament: *Richtlinie 2000/54/EG des Europäischen Parlaments und des Rates über den Schutz der Arbeitnehmer gegen Gefährdung durch biologische Arbeitsstoffe bei der Arbeit: Richtlinie 2000/54/EG.* o. O.: 2000 (Zugriff 12.6.2020).

Geissel, W.: „Wirksamer Schutz durch Impfung", in: *MMW Fortschritte der Medizin* 160 (18), 2018, 73 (Zugriff 13.6.2020).

Gesetzliche Unfallversicherung: *GUV Regel 2106- Benutzung von persönlichen Schutzausrüstungen im Rettungsdienst: GUV R 2106.* o. O.: 2016, https://publikationen.dguv.de/widgets/pdf/download/article/1361 (Zugriff 13.6.2020).

Häberle, P./Erbs, G./Kohlhaas, M. (Hg.): *Strafrechtliche Nebengesetze.* 228. Ergänzungslieferung. München: Beck 2020 (= Beck'sche Kurzkommentare), https://beck-online.beck.de/?vpath=bibdata%2Fkomm%2FErbsKoStrafRNebG_220%2Fcont%2F ErbsKoStrafRNebG%2Ehtm (Zugriff 13.6.2020).

Haefner, H./Eikenberg, M.: „Tuberkulose und andere durch Luft übertragbare Infektionserkrankungen: Krankenhaushygiene zur Vermeidung und Eindämmung", in: Dettenkofer, M./Frank, U./Just, H./Lemmen, S./Scherrer, M. (Hg.): *Praktische Krankenhaushygiene und Umweltschutz*. 4. Aufl. 2018. Berlin, Heidelberg: Springer Berlin Heidelberg 2018 (= Springer Reference Medizin), 113–128.

Hahn, H./Kaufmann, S. H. E./Schulz, T./Suerbaum, S. (Hg.): *Medizinische Mikrobiologie und Infektiologie*. 6., komplett überarbeitete Auflage. Heidelberg: Springer 2009 (= Springer-Lehrbuch) (Zugriff 13.6.2020).

Herwald, H.: *Infektionskrankheiten: Geschichte, Medizin, Wissenschaft, Wirtschaft, Politik und ihre Wechselwirkungen*. 1. Auflage 2019. Berlin: Springer Berlin; Springer 2019 (Zugriff 13.6.2020).

Hofmann, F./Kralj, N. (Hg.): *Handbuch der betriebsärztlichen Praxis: Grundlagen, Diagnostik, Organisation, Prävention, Rechtskommentare*. Landsberg/Lech: ecomed 2003, https://edoc.rki.de/handle/176904/953 (Zugriff 13.6.2020).

Just, H./Ziegler, R.: „Isolierungsmaßnahmen", in: Dettenkofer, M./Frank, U./Just, H./Lemmen, S./Scherrer, M. (Hg.): *Praktische Krankenhaushygiene und Umweltschutz*. 4. Aufl. 2018. Berlin, Heidelberg: Springer Berlin Heidelberg 2018 (= Springer Reference Medizin), 207–224.

Kiehl, W. (Hg.): *Infektionsschutz und Infektionsepidemiologie: Fachwörter - Definitionen - Interpretationen*. Berlin: RKI 2015 (Zugriff 13.6.2020).

Kühn, D./Aechter, J./Weidringer, W. (Hg.): *Rettungsdienst heute: Mit dem Plus im Web; Zugangscode im Buch*. 5. Aufl. München: Elsevier Urban & Fischer 2010 (Zugriff 13.6.2020).

Landesregierung/Solzilaministerium zur Verhütung übertragbarer Krankheiten: *Hygiene-Verordnung Baden-Württemberg: HygV BW*. o. O.: 2002 (Zugriff 13.6.2020).

Landesregierung Baden-Württemberg: *Rettungsdienstgesetz Baden-Württemberg: RDG BW*. o. O.: 2009, http://www.landesrecht-bw.de/jportal/?quelle=jlink&query=RettDG+BW&psml=bsbawueprod.psml&max=true&aiz=true (Zugriff 13.6.2020).

Luxem, J./Bischoni, R. (Hg.): *Rettungsdienst RS/RH: Mit dem Plus im Web; Zugangscode im Buch*. 2., überarb. und erw. Aufl. München: Elsevier Urban & Fischer 2010 (Zugriff 13.6.2020).

mbH, Stumpf + Kossendey Verlagsgesellschaft (Hg.): *Infektionskrankheiten*. o. O.: SK Verlag 2019 (= Bd. 42), https://www.skverlag.de/rettungsdienst/meldung/newsartikel/unsichtbare-gefahr-unklare-diagnose.html (Zugriff 1.5.2020).

Meyer, T./Hahn, H.: „Neisserien", in: Hahn, H./Kaufmann, S. H. E./Schulz, T./Suerbaum, S. (Hg.): *Medizinische Mikrobiologie und Infektiologie*. 6., komplett überarbeitete Auflage. Heidelberg: Springer 2009 (= Springer-Lehrbuch), 226–236.

Nassauer, A.: „Kommentar zum Infektionsschutzgesetz", in: Hofmann, F./Kralj, N. (Hg.): *Handbuch der betriebsärztlichen Praxis: Grundlagen, Diagnostik, Organisation, Prävention, Rechtskommentare*. Landsberg/Lech: ecomed 2003, 33–46.

Pfister H.-W. et al.: „S2k-Leitlinie Ambulant erworbene bakterielle (eitrige) Meningoenzephalitis im Erwachsenenalter. Leitlinien für Diagnostik und Therapie in der Neurologie". o. O.: 2015, https://www.dgn.org/leitlinien/3230-030-089-ambulant-erworbene-bakterielle-eitrige-meningoenzephalitis-im-erwachsenenalter-2015 (Zugriff 12.6.2020).

Prange, H./Wonberg, R./Miksits, M.: „Bakterielle Meningitis", in: Hahn, H./Kaufmann, S. H. E./Schulz, T./Suerbaum, S. (Hg.): *Medizinische Mikrobiologie und Infektiologie*. 6., komplett überarbeitete Auflage. Heidelberg: Springer 2009 (= Springer-Lehrbuch), 792–799.

Robert Koch Institut: „RKI - Infektionsschutzgesetz (IfSG)". o.O.: https://www.rki.de/DE/Content/Infekt/IfSG/ifsg_node.html;jsessionid=92AF9D200161 89F0AA957A104489CC83.internet121 (abgerufen am 12. Juni 2020).

Robert Koch Institut: „RKI - Internationale Gesundheitsvorschriften (IGV)". o.O.: https://www.rki.de/DE/Content/Infekt/IGV/igv_node.html (abgerufen am 13. Juni 2020).

Robert Koch Institut: „RKI - Preparedness and Response - Relevante Rechtsgrundlagen im Zusammenhang mit Infektionskrankheiten und Preparedness and Response". o.O.: https://www.rki.de/DE/Content/Infekt/Preparedness_Response/Rechtsgrundlagen.ht ml (abgerufen am 13. Juni 2020).

Robert Koch Institut: „RKI - RKI-Ratgeber - Meningokokken, invasive Erkrankungen (Neisseria meningitidis)". o. O.: https://www.rki.de/DE/Content/Infekt/EpidBull/Merkblaetter/Ratgeber_Meningokokken .html (abgerufen am 13. Juni 2020).

Robert Koch Institut: „Infektionsepidemiologische Jahrbuch meldepflichtiger Krankheiten für 2018". o.O.: Robert Koch-Institut, 2019 (abgerufen am 12. Juni 2020).

Scheerer, H.: *Steuerrecht-Kompakt für Heilberufe*. Wiesbaden: Springer 2012, http://gbv.eblib.com/patron/FullRecord.aspx?p=1082984 (Zugriff 13.6.2020).

Schneider, T./Wolcke, B./Bohmer, R.: *Taschenatlas Notfall und Rettungsmedizin: Kompendium für den Notarzt*. Berlin: Springer-Verlag 2006, http://site.ebrary.com/lib/alltitles/docDetail.action?docID=10151506 (Zugriff 12.6.2020).

Schroten, H.: „Diagnostik und Therapie der bakteriellen Meningitis", in: *Monatsschrift Kinderheilkunde* 152 (4), 2004, 382–390 (Zugriff 13.6.2020).

Schulz-Stübner, S./Ventzke, M.: „Richtige Chemoprophylaxe bei Verdacht auf Meningokokkenexposition", in: *Notfall + Rettungsmedizin* 17 (3), 2014, 253–254 (Zugriff 13.6.2020).

Singer, T.: Hygieneplan DRK Landkreis Konstanz. E-Mail, 2.5.2020.

Ständige Impfkommission: „Empfehlungen der Ständigen Impfkommission beim Robert Koch-Institut – 2019/2020". o.O.: 2019/2020 (abgerufen am 13. Juni 2020).

Suttorp, N./Mielke, M./Kiel, W./Stück, B. (Hg.): *Infektionskrankheiten*. Stuttgart: Georg Thieme Verlag 2004 (Zugriff 13.6.2020).

Wandeler, G./Marschall, J./Gastmeier, P./Lagler, Heimo: „9. Infektionskrankheiten", in: Egger, M./Razum, O./Rieder, A. (Hg.): *Public Health kompakt*. 3., aktualisierte und erweiterte Auflage. Berlin/Boston: De Gruyter 2018 (= De Gruyter Studium).

Wicker, S./Gottschalk, R./Rabenau, H.: „Gefährdungen durch Nadelstichverletzungen" 104 (45), 2007, A3102-A3107, https://www.aerzteblatt.de/archiv/57493/Gefaehrdungen-durch-Nadelstichverletzungen (Zugriff 13.6.2020).

Wicker, S./am Ludwig/Gottschalk, R./Rabenau, H.: „Needlestick Injuries Among Health Care Workers: Occupational Hazard or Avoidable Hazard?", in: *Wiener klinische Wochenschrift* 120 (15-16), 2008, 486–492 (Zugriff 13.6.2020).

Wicker H./Rabenau, H./Klemstein, S./Gottschalk, R.: „Nadelstichverletzungen im Rettungsdienst -", in: *Anästhesiologie & Intensivmedizin* 51 (9), 2010, 456–465, https://www.ai-online.info/archiv/2010/09-2010/nadelstichverletzungen-im-rettungsdienst.html (Zugriff 13.6.2020).

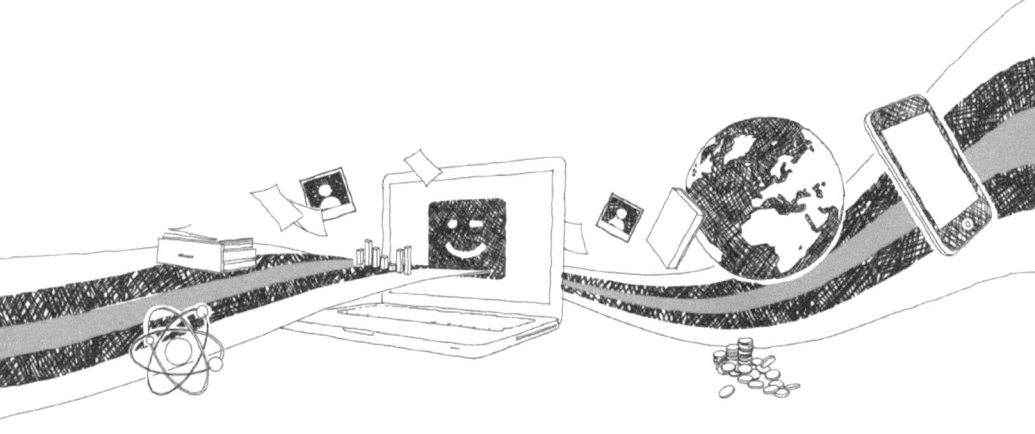
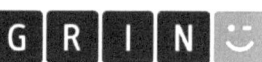